Ce que tout le monde devrait connaître

LE PÉRIL VÉNÉRIEN

PROPHYLAXIE INDIVIDUELLE ET GÉNÉRALE DES MALADIES VÉNÉRIENNES

TRAITEMENT DE LA SYPHILIS

PAR

M. LE DOCTEUR ALFRED AZOULAY, ✳ O, ☗ ✠ ✳

Médecin de l'Hôpital Saint-Nicolas

et chargé de la consultation externe de cet Hôpital

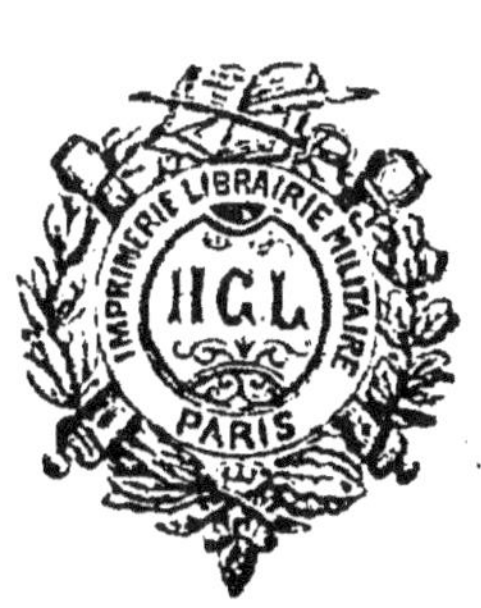

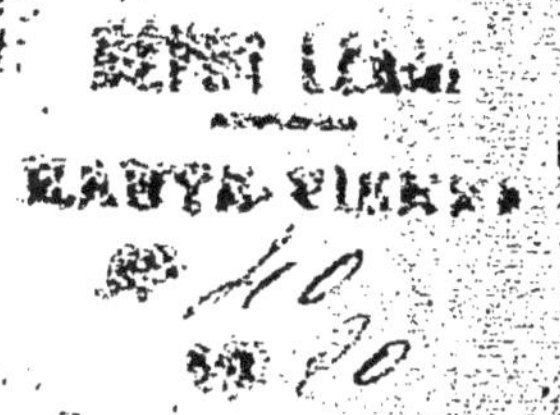

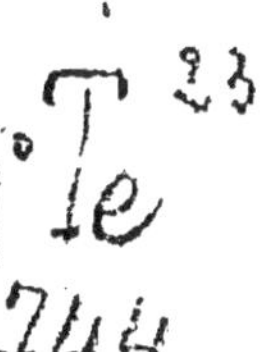

PARIS

Henri CHARLES-LAVAUZELLE

Éditeur militaire

124, Boulevard Saint-Germain, 124

MÊME MAISON A LIMOGES

1920

AVANT-PROPOS

Ces quelques lignes sont une présentation et une justification des pages qui vont suivre et qui, pour des non initiés, pourraient apparaître brutales.

La question est fort délicate; je ne me place pas au point de vue médical, car, à ce point de vue, les maladies vénériennes ne sont pour nous, médecins, que des maladies comme les autres; que des adversaires à combattre.

Malheureusement, ces maladies jouissent du triste privilège d'avoir retenu l'attention spéciale du public et d'être marquées de la malignité et du mépris général.

Pourquoi ce mépris et pourquoi cet opprobre?

C'est à l'ignorance des foules que l'on doit ce préjugé et nous, médecins, avons à lutter autant et même plus contre le parti pris que le public a contre cette maladie que contre la maladie elle-même.

Néanmoins, notre génération a fait des efforts pour combattre ce parti pris. Et même la maladie n'a pas été ingrate à tout le monde, puisqu'elle a rendu célèbre un de nos académiciens, M. Brieux, qui a bien voulu dire sur elle des choses fort justes.

Quoi qu'il en soit, les statistiques nous révèlent des chiffres effrayants, et, depuis la guerre surtout, qui a réuni et groupé les hommes par catégories, nous, les médecins, avons pu juger, par le nombre de soldats rassemblés dans les services de spécifiques, par les ouvriers et ouvrières d'usines venus à nos consultations de l'hôpital, combien le mal faisait de ravages dans la race.

En présence de ce mal, que faire? Deux choses :

1° Le prévenir, l'enrayer :

Mais ce n'est point là notre programme. Il appartient au législateur de prendre les mesures nécessaires pour préserver nos générations de la contamination. Quant à nous, médecins, nous ne trouverons jamais trop sévères les décisions qu'il prendra à ce sujet.

Mais, pour ne pas sortir de notre rôle et demeurer dans notre domaine, nous voulons simplement éduquer la jeunesse et nos braves soldats, leur faire connaître le mal, ce qui, dans bien des cas, leur permettra de l'éviter.

2° Le guérir :

Si, malgré toutes les précautions prises, le mal surgit — et les exemples ne sont, hélas! pas rares — il faut que le contaminé sache bien qu'il n'est pas pour cela un paria et qu'il n'a pas à se cacher comme un coupable. Il faut qu'il sache qu'il peut guérir, que les méthodes thérapeutiques peuvent le sauver ou atténuer le mal de telle sorte qu'il n'y a pas à s'alarmer, à se désespérer, et qu'il pourra enfin fonder quand même un jour un foyer, ce qui, pour un homme, est la plus grande de toutes les satisfactions, celle qui lui donne le sentiment du devoir accompli.

Mais, pour ce faire, il faut que le fléau soit combattu dès qu'il surgit, il faut que, sans hésiter, le malade vienne avec confiance à son confesseur, en l'occurrence : le médecin.

Puisse cette brochure porter tous les fruits que nous souhaitons comme médecin français et comme patriote soucieux de l'avenir de son pays!

LE PÉRIL VÉNÉRIEN

Le péril vénérien est constitué par trois sortes de maladies qui sont, par ordre de gravité croissante :

Le chancre simple;
La blennorrhagie;
La syphilis.

Le chancre simple, bien que bénin, comporte quelquefois une complication redoutable appelée le *phagédénisme*, ou ulcération envahissante des tissus, partant de l'organe contaminé avec engorgement des glandes de l'aine qui peuvent former abcès. Ces abcès s'ulcèrent facilement et guérissent difficilement.

Néanmoins, le chancre simple n'est qu'une affection locale et n'infecte pas le sang comme la syphilis.

La blennorrhagie est un écoulement du canal urinaire contenant un microcoque appelé gonocoque. Cette maladie est considérée à tort, dans le public, comme une *bagatelle*, une *misère*. Cela est vrai si on a soin de se traiter sérieusement. Dans le cas contraire, elle se transforme en goutte militaire ou blennorrhée, écoulement jaunâtre que le malade constate à son réveil, après plusieurs heures passées sans uriner et en pressant le canal de la racine de la verge au méat.

Cette maladie comporte trois sortes de complications sérieuses :

1° **L'orchite** (dite chaudepisse, tombée dans les bourses);

2° **Le rhumatisme blennorragique,** qui peut lui-même se compliquer d'une maladie de cœur ou de système nerveux avec paralysie.

3° **Les rétrécissements du canal urinaire,** se compliquant de maladies graves de la vessie, des reins et de la prostate.

Cette blennorrhée est grave aussi à deux points de vue. Elle est éminemment contagieuse et doit mettre obstacle au mariage, car elle peut être pour la femme l'origine des pires catastrophes.

En effet, la femme contaminée par cette goutte ne tarde pas à souffrir du ventre, c'est-à-dire de la matrice et des ovaires. Peu à peu, elle devient incapable de tout travail, passe son temps allongée le plus souvent, et, finalement, est obligée de se faire ouvrir le ventre pour se faire enlever les organes en état de suppuration. Si l'opération réussit, la femme devient incapable de procréer et est assujettie à toutes sortes de malaises dus à un âge critique devancé. Si elle n'a pas été opérée et s'il lui arrive par hasard d'avoir une grossesse, l'enfant qu'elle mettra au monde sera atteint d'une suppuration des yeux qui pourra le rendre aveugle.

L'incapacité de reproduction, ou stérilité, pourra aussi atteindre l'homme qui aura souffert d'orchite ou d'obstruction du canal spermatique par suite de la blennorrhagie. Et, cette infécondité de l'homme et de la femme, c'est « l'amertume de la « déchéance, l'humiliation, le crève-cœur infini, la solution in

« æternum du foyer domestique, la désolation du nid désert,
« de la maison sans enfant » (*Fournier et Burlureaux*).

LA SYPHILIS

C'est la plus redoutable des affections vénériennes; on peut la
qualifier à juste titre de *lèpre* ou de *peste moderne*. Elle est
pernicieuse :

1° *Par les dommages individuels qu'elle inflige au malade;*

2° *Par les dommages collectifs dont elle frappe la famille;*

3° *Par ses conséquences héréditaires avec une grande mortalité infantile;*

4° *Par la dégénérescence, l'abâtardissement de l'espèce.*

Cette maladie est produite par contagion : l'agent de contamination est appelé spirochète. Cet agent imprègne tous les
coins et recoins du corps; il produit donc par excellence une
maladie générale.

Cette maladie non traitée a un caractère essentiellement chro-
nique durant toute la vie. Elle procède par poussées successi-
ves.

Il est courant de la voir s'accuser par telle ou telle manifes-
tation au bout de cinq, dix, quinze ans du début. Il n'est pas
rare qu'elle rentre en scène à une période plus reculée, par
exemple vingt à vingt-cinq ans au delà de son origine première
et même quarante, cinquante, soixante ans plus tard.

Cette maladie présente trois périodes :

1° *Une période primaire, ou période du chancre induré,* d'une durée de six à sept semaines, et un seul contact malheureux est suffisant pour contracter la maladie avec toutes ses conséquences pour l'avenir, même les plus désastreuses;

2° *Une période secondaire*, succédant à la première durant deux à trois ans et constituée par des éruptions : roséole, papule, etc., et des *plaques muqueuses*;

3° *Une période tertiaire*, dont l'apparition et la durée sont tout à fait indéterminées, consistant en des accidents *profonds et destructeurs* (gommes), pouvant se reproduire sur des organes nobles : cerveau, moelle épinière, foie, estomac, système circulatoire, osseux, etc., qu'ils ulcèrent, gangrènent ou qu'ils dégénèrent et étouffent.

Cette étape de la maladie, ou *stade de tertiarisme*, n'est fatale que chez les sujets *qui ne sont traités que d'une façon insuffisante, tandis que, très heureusement, elle fait défaut, sinon toujours, au moins dans la très grande majorité des cas où est intervenu un traitement méthodique et prolongé.*

Tantôt il s'agit d'un ulcère, tantôt d'une tumeur ou d'un anévrisme, d'un rétrécissement de l'anus; d'autres fois, il s'agit d'une phtisie syphilitique, d'une affection analogue du foie ou du rein, ou bien d'un ramollissement du cerveau ou d'attaques analogues à celles du *haut mal*.

Mais la syphilis a des préférences dans ses manifestations. Elle affecte surtout la peau, les os, tels que le tibia, que l'on a appelé « *l'os aimé de la syphilis* »; le nez, qu'elle ébrèche, effondre, dit *en pied de marmite*; la langue, notamment chez les fumeurs; le palais et le voile du palais, qu'elle perfore; le testicule, la verge, les muscles moteurs de l'œil. Mais c'est sur le *système nerveux* que cette maladie exerce par-dessus tout ses néfastes conséquences. C'est ainsi que, sur 4.000 syphilitiques, 2.000 présentent des manifestations nerveuses telles que paralysie de tout siège, des membres, de la vessie, de l'anus, des déchéances de l'intelligence, telles que l'aliénation mentale, la démence, le gâtisme, aboutissant à la mort.

La syphilis est capable de faire ce que l'on a appelé de la parasyphilis, telle que la paralysie générale, l'ataxie locomotrice progressive, la leucoplasie buccale qui, née le plus souvent de la syphilis et de l'irritation buccale par le tabac, dégénère très habituellement en la plus effroyable des maladies : le cancer lingual, inévitablement mortel et à brève échéance.

A côté de tous ces dangers individuels, la syphilis exerce ses méfaits :

1° Sur la famille;

2° Sur les enfants;

3° Sur l'espèce.

A) **Relativement à la famille,** la syphilis constitue un *triple* danger social :

a) En la contamination de la femme dans le ménage;

b) Désunion, dissolution du ménage, séparation, divorce, qui en sont la conséquence;

c) Ruine matérielle de la famille par la maladie, l'incapacité ou la mort du mari.

B) **Conséquences héréditaires :**

De tous les méfaits de la syphilis, ce sont les plus épouvantables; elles se traduisent par de véritables hécatombes d'enfants.

La syphilis tue l'enfant soit dans le sein de sa mère, soit dans les premiers jours de la naissance, soit dans un âge plus avancé. Très souvent même elle produit dans la même famille des séries d'avortements ou de morts d'enfants au nombre de quatre, six, huit, dix et même au delà.

C) Dégénérescence, abâtardissement de l'espèce :

S'ils vivent, les enfants nés de parents syphilitiques sont des êtres qui restent petits, rabougris, infantiles, puis qui deviennent rachitiques, contrefaits, bossus, etc., ou présentent un arrêt de développement tels que le bec de lièvre, le pied-bot, des déformations du crâne, de la surdimutité; sont des arriérés, des simples, des déséquilibrés, des détraqués, des idiots.

On peut donc conclure que la syphilis est bien un *fléau de l'humanité*.

Il ne faut pas croire que les grands accidents de la syphilis soient toujours le résultat de plusieurs infections, de plusieurs débauches accumulées. Non, la syphilis, avec toutes ses conséquences, dérive non pas de contagions répétées, accumulées, mais *d'une seule et unique contagion*.

M. le professeur FOURNIER en donne la preuve suivante, qu'il a observée de ses propres yeux :

« Un jeune collégien, raconte-t-il, le jour même de son baccalauréat, va fêter son succès dans une des brasseries à inviteuses qui infestent le quartier latin. Il contracte là, d'une de ces inviteuses, la blennorrhagie et la syphilis à la fois. Suivant l'usage néfaste, il ne dit rien de cela à sa famille et se fait traiter en cachette par un de ses amis, simple étudiant en médecine. Puis, à peine délivré des symptômes apparents, il se croit guéri et cesse tout traitement. Trois ans plus tard, il est affecté brusquement d'accidents épileptiques, puis méningitiques, sur la nature desquels on se méprend d'abord en l'ignorance de ses antécédents. Bref, il fait une syphilis cérébrale qui, traitée comme telle trop tardivement, l'emporte en cinq mois.

« Eh bien, ajoute M. le professeur FOURNIER, ce pauvre jeune homme était-il *un routier de l'amour et un vétéran de la débauche?* Tant s'en faut, car il faisait ses premières armes amoureuses le jour où il contracta la contagion qui devait le tuer. »

Donc, en fait de syphilis, il faut se rappeler *qu'un seul contact malheureux suffit* pour conférer cette triste maladie avec toutes ses conséquences d'avenir même les plus désastreuses, comme dans le cas de ce pauvre jeune homme.

Comment se fait la provocation féminine

Cette provocation est partout et se présente sous toutes les formes. On ne la rencontre pas seulement le soir et la nuit au coin des carrefours; on la rencontre aussi de jour et partout, sous la forme, par exemple, soit d'élégantes promeneuses du boulevard, soit de fausses petites ouvrières semblant, un paquet à la main, reporter leur ouvrage, ou bien, surtout dans les brasseries à inviteuses, dans les spectacles, dans les promenoirs de théâtre, dans les bals publics, les cafés, les cafés-concerts, certaines maisons de ganterie, de parfumerie ou de curiosités, à l'arrière-boutique aménagée pour une industrie tout à fait différente, comme aussi dans toutes ces maisons de tolérance qui pullulent dans les villes.

Ces provocations émanent presque invariablement du *pire ordre* des prostituées, savoir de celles qu'on appelle les *clandestines* ou bien encore les *insoumises.*

Celles-ci ont échappé au contrôle hygiénique de la police, aussi sont-elles les plus dangereuses parce qu'elles ne sont pas surveillées médicalement et, en conséquence, non retranchées de la circulation, alors qu'elles sont affectées de tel ou tel accident vénérien. Elles sont même dangereuses dans une proportion numérique effrayante. Ainsi, plusieurs statistiques officielles s'accordent pour attester que, sur 100 (cent) de ces femmes arrêtées pour délit de prostitution, on en trouve toujours un tiers de malades (de 25 à 48 p. 100), c'est-à-dire affectées soit de blennorrhagie, soit de chancres simples, soit de syphilis, soit de plusieurs de ces maladies à la fois.

Donc, lorsqu'on se laisse entraîner par une prostituée clandestine, on a 33 p. 100 de chances d'être contaminé; en d'autres termes, avec cet ordre de femmes, sur trois rencontres, une sera presque inévitablement suivie de contamination.

Mais il ne faut pas conclure que, puisque les prostituées non surveillées sont dangereuses, celles qui sont surveillées ne doivent pas être dangereuses. Cela est inexact. Certes, la prostituée surveillée est bien moins dangereuse que la prostituée clandestine, parce qu'elle est médicalement examinée tous les *huit* jours et séquestrée au cas où elle est reconnue malade ou même suspecte.

Mais il ne faut pas oublier que, de l'un de ces examens au suivant, il s'écoule *huit* jours, pendant lesquels ont tout le temps de se produire soit un chancre, une blennorrhagie, soit une récidive de plaques muqueuses, *éléments* éminemment contagieux. Par conséquent, une fille malade et contagieuse a pu être reconnue saine peu de jours avant. Il est aussi démontré que toute fille, après deux ou trois ans d'exercice de la prostitution, est pour ainsi dire entachée de syphilis.

Moyens de lutter contre les maladies vénériennes

La conclusion naturelle de ce qui précède est que la meilleure de toutes les préservations est la préservation *individuelle et personnelle*, à savoir celle que chacun peut et doit exercer sur lui-même.

Commençons par nous protéger nous-mêmes, cela vaudra mieux, ce sera plus sûr que de nous en rapporter, pour notre sauvegarde à la vigilance d'autrui. Outre que la crainte de la syphilis doit être, comme on l'a dit plaisamment, *le commencement de la sagesse*, on accède aussi à cette sagesse par d'autres sentiments que celui de la peur, à savoir par des principes de morale, par le respect de la femme, le respect de soi-même, par le respect dû par avance par celui qui n'est pas marié à celle qui sera sa compagne, aux enfants qui sont à naître de lui, au foyer domestique qu'il voudra créer.

Mais si le malheur voulait que l'entraînement des sens, trahissant la volonté, on contracte l'une des maladies, il faut éviter à tout prix le *silence* et la *dissimulation;* il ne faut pas cacher sa maladie et se traiter secrètement en se confiant au premier venu, à un camarade, à un charlatan. On a tort de se représenter le mal vénérien comme une *maladie honteuse* dont on aurait à rougir. Non, ce n'est pas une maladie honteuse, mais un malheur qui ne peut inspirer que de la compassion.

Alors, qu'arrive-t-il avec ce système secret? C'est qu'on est gêné pour se traiter, que l'on se traite tant bien que mal, incomplètement, insuffisamment, puis, en fin de compte, qu'on reste exposé, pour l'avenir, aux catastrophes que nous venons de décrire, telle que celle du jeune collégien cité par M. le professeur FOURNIER.

Il vaut mieux avouer sa maladie. Confiez-vous à quelqu'un de compétent et de sérieux qui gardera le secret dans la mesure du possible et qui vous surveillera jusqu'à la guérison.

On a dit qu'avant le mariage le jeune homme avait besoin de *jeter sa gourme* et apprendre ainsi, en fréquentant les prostituées, à connaître la femme honnête qui deviendra son épouse.

Ce sont là d'absurdes et dangereux préjugés. La débauche est toujours nuisible, et il en reste toujours quelque chose chez ceux qui s'y sont livrés. La chasteté avant le mariage est une précaution fort utile et fort sage qui n'a jamais nui à l'individu. M. Fournier, le savant syphiligraphe, a dit à propos de la continence pour le jeune homme :

« Vous avouerai-je que, si les dangers de la continence existent, je ne les connais pas et que je suis encore à ne pas les avoir constatés? » La chasteté, ajoute un autre savant, n'est ni mauvaise, ni ridicule, ni déshonorante pour les jeunes gens, tout au contraire.

Tous les spécialistes des sociétés françaises et étrangères qui se sont occupés de cette question sont du même avis.

La chasteté, non seulement n'est pas nuisible, mais encore est utile et bienfaisante, car elle protège contre l'épuisement prématuré et les dépenses nerveuses excessives, et, plus certainement encore, contre les maladies vénériennes, car, comme le disait le professeur Ricord, le meilleur moyen à coup sûr d'éviter la contagion est de ne pas s'y exposer.

Prophylaxie individuelle

Aux indications énoncées ci-dessus sur la *prophylaxie morale* des maladies vénériennes il ne faut pas hésiter à y joindre l'enseignement des moyens de *prophylaxie individuelle.*

L'emploi des *préservatifs* met d'une façon à peu-près certaine à l'abri de la blennorrhagie et de la contagion de la syphilis par la verge.

D'autres moyens sont encore à recommander :

1° *Uriner après le rapport sexuel.*

2° *Lavages chauds et savonnages immédiats, rigoureux et prolongés,* utiles encore plusieurs heures après le contact suspect. Ces lavages se feront en prenant le soin de pousser la peau de la verge et en lavant bien le gland.

3° *Faire une injection à pleine seringue de cinq minutes avec* une solution de protargol à 2/100ᵉˢ ou de permanganate de potasse à 1/5.000ᵉ. Cette injection se fera dans l'heure qui suivra le coït.

4° *Etre muni d'un tube de pommade de Metschnikoff au calomel à 33 p. 100.* Enduire toute la verge avec cette pommade avant et après le rapport sexuel, la faire même pénétrer dans le méat. Elle peut s'opposer à la fois à la contagion de la syphilis et de la blennorrhagie. Bien frictionner toute la verge, particulièrement sous le prépuce et autour du gland, la peau des bourses et le ventre. Il faut frictionner au moins pendant cinq minutes. Envelopper ensuite la verge avec du papier hygiénique et garder la pommade pendant trois heures.

Grâce à ces moyens nous avons obtenu :

0 cas de contagion quand le traitement prophylactique a été fait une heure après le rapport;

2 p. 100 cas de contagion quand le traitement prophylactique a été fait *six heures* après le rapport;

4 p. 100 cas de contagion quand le traitement prophylactique a été fait *huit heures* après le rapport;

7 p. 100 cas de contagion quand le traitement prophylactique a été fait *dix heures* après le rapport.

Conseils aux syphilitiques

1° Pendant les périodes du traitement :

Il faut observer une hygiène rigoureuse, suivant les indications données dans notre service : hygiène de la bouche et des dents, suppression de toutes les irritations buccales (tabac, alcool), hygiène minutieuse des organes génitaux, soins de toilette.

Au moindre accident, surtout buccal (goût métallique, gencive déchaussée, salivation abondante), cesser le traitement et consulter le médecin.

2° Contre la contagion :

Il faut savoir que la syphilis peut se contracter autrement qu'avec la femme, par le contact d'objets provenant d'un individu syphilitique, tels que cigarettes, pipes, verres, fourchettes, rasoirs, serviettes, mouchoirs, etc. Il faut éviter les contacts des personnes que l'on sait atteintes de syphilis, femmes ou hommes, ainsi que les objets qui leur ont servi.

L'homme qui est atteint d'une maladie vénérienne doit s'abstenir de tout rapport sexuel. Il doit se laver les mains après avoir touché à ses organes malades. En cas de syphilis, il ne doit pas donner de baisers à ses parents ni à ses amis.

Les ustensiles de table et de toilette doivent lui être d'un usage exclusif, sinon il risque de propager sa maladie, d'agir ainsi malhonnêtement, et de porter un grave préjudice à la société et à la patrie. Si une plainte était déposée contre lui, des poursuites judiciaires pourraient l'atteindre sévèrement.

3° *Pour le traitement ultérieur :*

Pendant quatre ans, le syphilitique devra se faire traiter à des époques déterminées par le médecin, même en l'absence de tout accident apparent.

Il ne doit jamais oublier qu'il a eu la syphilis et il n'hésitera pas à confier ce secret au médecin, quelle que soit l'affection dont il souffre.

4° Le malade atteint de syphilis confirmée (présence de spiro-chètes ou, à son défaut, réaction de Wassermann ou de Hecht positive au vingtième jour) doit se soumettre immédiatement à un traitement intensif, *suivant notre méthode, par des doses* hebdomadaires progressivement croissantes de novarsénobenzol (0 gr. 15, 0 gr. 30, 0 gr. 60, 0 gr. 90, et même davantage, s'il y a lieu). Concurremment, on lui fera douze injections intramusculaires d'oxycyanure de mercure stovaïné (0 gr. 01 à 0 gr. 04) réparties dans le mois de traitement. Cette méthode nous a donné souvent *la stérilisation* de la maladie.

Ce traitement intensif sera surveillé de très près. Il sera suspendu ou diminué si des contre-indications se présentaient dans le cours de son application. Pendant toute sa durée (un mois), le malade sera rigoureusement observé quant à son état général, son poids, sa température, ses urines, quantité, qualité, éliminations arsenicales et mercurielles, albumine, signe d'alarme de Fournier, etc.).

Ce traitement sera repris de trois en trois mois pendant la première année de la maladie, au bout de laquelle, si la stérili-

sation n'est pas obtenue (réactions de Wassermann et de Hecht,
plusieurs fois négatives dans le sang et le liquide céphalo-rachidien), on fera, tous les trois ou six mois, suivant les indications, des séries d'injections de novarsénobenzol et concurremment d'oxycyanure de mercure stovaïné progressivement croissantes.

Pour favoriser l'élimination du mercure, il est bon de faire
prendre, au moment de son administration, de la solution suivante :

Monosulfure de sodium. . . . .   0 gr. 20
Chlorure de sodium. . . . .   0 gr. 15
Eau. . . . .   1.000 gr.

Le traitement par l'iodure de potassium (de 1 à 10 grammes,
à doses croissantes et décroissantes) devra être commencé après
quatre ans de soins au novarsénobenzol et au mercure. Faire
usage pour cela de :

Iodure de potassium. . . . .   50 gr.
Sirop d'écorce d'oranges amères. . . . .   250 gr.

une cuillerée à café mise dans un grand verre d'eau absorbé
en quatre fois dans la journée : au repas du matin, midi, 4 heures et le soir. Augmenter tous les jours d'une cuillerée à café
jusqu'à dix, diminuer ensuite d'une cuillerée à café jusqu'à
zéro. Suspendre ou diminuer le traitement en cas de contre-
indication. Ce traitement nous a donné de très bons résultats
dans les cas de gommes syphilitiques.

A la fin de ces traitements, des réactions de Wassermann et
de Hecht-Wimberg seront faites dans le sang et le liquide
céphalo-rachidien. Dans le cas de persistance dans leur néga-
tivité, les malades pourront être considérés comme guéris et
aptes au mariage.

5° Pour le mariage :

Le syphilitique ne doit se marier qu'après autorisation du médecin, à qui il ne cachera rien de tous les détails de sa maladie.

Un traitement prolongé permet, en effet, d'avoir des enfants sains.

Marié, le syphilitique devra se surveiller, et, au moindre accident, il devra immédiatement cesser tout rapport.

Le syphilitique ne confiera pas son enfant à une nourrice.

Avant sa mort, il laissera un aveu de sa maladie à l'autre conjoint et à ses enfants. Cet aveu servira au médecin qui pourrait être appelé à les soigner.

Prophylaxie générale
des maladies vénériennes
pendant et après la guerre

Cette prophylaxie peut être réalisée par la multiplication de tous les modes possibles d'assistance et de traitement des malades : le système est basé sur ce principe que : *guérir un malade, c'est éteindre un foyer d'infection.*

L'expérience a prouvé, de la manière la plus convaincante, que les moyens coercitifs sont inutiles et funestes, parce qu'ils conduisent toujours le malade à cacher son affection et à se priver des soins nécessaires. Il importe de faire entrer dorénavant, dans l'esprit public, le principe que les maladies vénériennes doivent être rattachées *aux maladies contagieuses ordi-*

naires et, surtout, qu'elles ne doivent pas être *considérées comme des maladies honteuses.*

On doit donc les traiter comme telles et fournir aux malades des moyens efficaces et commodes de traitement.

On doit séparer, de plus en plus, l'action sanitaire de celle de la police. Ces deux facteurs — la prophylaxie et la sûreté publiques — une longue tradition les unit et les confond en ce qui concerne la prostitution, il faut les séparer par une démarcation nette, la prophylaxie étant d'une essence toute autre et poursuivant un but bien différent.

Aussi les *dispensaires antivénériens,* destinés au traitement ambulatoire, rendu plus facile depuis la découverte du novarsénobenzol, dispensaires qui relèvent du gouvernement, doivent être cédés aux communes. Les municipalités ayant le devoir d'organiser le traitement et la prophylaxie des maladies vénériennes; c'est un pas décisif dans la voie de l'assimilation des maladies vénériennes aux autres maladies infectieuses. Ce système, appliqué en Italie depuis quelques années, a donné, à tous les points de vue, d'excellents résultats, sous l'impulsion du professeur Santaliquido, inspecteur général des services d'hygiène de notre sœur latine. A l'heure actuelle, dans ce pays, ce système a permis de se rendre un compte exact des résultats obtenus et de se convaincre de ce fait, que la voie adoptée est non seulement la plus conforme aux principes de liberté et de respect de la personnalité humaine, mais encore la plus sûre et la plus efficace au point de vue de la prophylaxie.

M. le ministre Giolitti, dans une séance de la Chambre italienne, a dit son opinion à ce sujet dans les termes suivants :

« Pour moi, il s'agit là d'une maladie analogue aux autres : si un riche en est atteint, il doit se faire soigner, si elle frappe un pauvre, *la commune doit pourvoir à son traitement.* L'Etat doit veiller à la prophylaxie de cette maladie, ni plus ni moins qu'à celle des autres maladies infectieuses; le champ d'action de la police des mœurs et des mesures de sécurité publiques doit être bien distinct de celui de la prophylaxie.

« La maladie vénérienne est une des nombreuses maladies contagieuses, a répété M. Giolitti, une autre fois, à une séance du Sénat italien. Aussi, je crois que la considérer comme une affection qu'il faut combattre par des moyens beaucoup plus sévères que les autres maladies serait faire fausse route. »

Nous, médecins, il nous appartient de répandre de plus en plus l'idée qu'il faut enlever aux maladies vénériennes leur caractère honteux et coupable, pour les assimiler, quant au traitement, aux autres maladies contagieuses. C'est le but que nous devons tendre à réaliser, dans la législation et dans la pratique. Nous devons aussi conseiller la séparation de la prophylaxie de l'action policière, qui a toujours fait tant de mal à la prophylaxie, et conseiller aussi la prise à leur charge par les communes de tous les dispensaires prophylactiques.

Mesures à prendre concernant les Mobilisés d'Usines

(hommes et femmes)

Depuis la guerre, notre pays s'est transformé en une vaste usine de munitions et de ravitaillement pour nos armées, où des milliers d'ouvriers et ouvrières vivent en promiscuité la nuit et le jour. Il est indispensable que les mobilisés d'usine soient assimilés à des militaires et qu'ils soient soumis, tous les quinze jours ou tous les mois, à *la visite de santé*, comme dans les régiments.

Quant aux femmes, la question est plus délicate, mais non impossible à résoudre. Il est indispensable d'instituer dans les agglomérations d'ouvrières un service de consultation d'hygiène, relative tant à la puerpéralité qu'aux maladies vénériennes et peut-être davantage à celles-ci. Au cas où le médecin attaché au secteur dont relèvent les usines n'est pas en mesure, faute de loisir, d'assurer cet office, il convient de le confier à des sages-femmes qualifiées, c'est-à-dire à qui un enseignement élémentaire de vénéorologie aurait été donné,

Ces accoucheuses viendraient apporter sur place à l'ouvrière, commodément, en dehors de tout sacrifice de temps et de salaire, non seulement l'examen de grossesse, la réglementation d'hygiène, le conseil opportun quant aux changements d'emploi, ou à la demande de repos, mais aussi ces sages-femmes veilleraient au *dépistage* des maladies vénériennes. Il n'est pas douteux que l'ouvrière s'adressera plus volontiers en confiance intime aux accoucheuses qu'au médecin pour être éclairée sur un début de grossesse ou sur une maladie de peau ou des muqueuses, manifestations d'un trouble vénérien.

Mobilisés des deux sexes seraient ensuite dirigés discrètement sur des dispensaires spéciaux pour y subir des traitements ambulants, très faciles à appliquer depuis la découverte du novarsénobenzol, à des heures compatibles avec leurs travaux.

Médecins et sages-femmes doivent s'efforcer de répandre la notion que les maladies vénériennes ne sont pas des *maladies honteuses*, qu'elles sont assimilables à toutes les autres affections qui affligent notre pauvre humanité.

Fermeture des hôtels borgnes aux alentours des gares; surveillance rigoureuse des « garnis » si nombreux dans les grandes villes, des débitants, des teneurs d'estaminets. Empêcher le raccrochage et le stationnement des prostituées sur la voie publique.

Il est indispensable qu'aux alentours des gares soient fermés les hôtels borgnes, qui sont des repaires à prostitution clandestine, dans lesquels, souvent, une même prostituée reçoit, dans sa journée, de quinze à vingt militaires permissionnaires revenant du front ou le regagnant, faisant la queue à sa porte.

Il ne faut pas oublier que, en quelques mois, 7.000 cas environ de syphilis primaire ont été découverts à l'arrière et 700 cas seulement à l'avant, l'autorité militaire pouvant ici exercer une surveillance et une répression plus faciles de la prostitution, que nous devons pouvoir obtenir à l'arrière.

Il existe à Paris et dans les grandes villes des milliers de ce qu'on appelle des *garnis*, c'est-à-dire des locaux où, pour des sommes modiques, des logeurs et des logeuses attirent des filles, et souvent des mineures, qui se livrent à la prostitution clandestine. Ces femmes préfèrent leur liberté et éprouvent une haine infinie pour les tenancières de maisons publiques dans lesquelles il leur est impossible de gagner la moindre chose et qui sont leur dernière ressource quand elles se trouvent par trop pressées par la misère et la faim. Ce genre de prostituées préfèrent de beaucoup la facilité qu'on leur laisse de rentrer à toute heure de la nuit dans ces garnis, d'y amener qui bon leur semble et surtout des militaires que les dames de maison de tolérance redoutent singulièrement.

Il serait indispensable que les agents de l'administration des mœurs, qui connaissent bien les filles publiques et qui savent les distinguer des autres, puissent entrer à toute heure dans ces

« *garnis* », ainsi qu'ils le font dans les maisons reconnues, sans être obligés de se faire accompagner du commissaire de police, à qui seul ce droit est attribué et qu'on ne peut enlever à ses fonctions ordinaires que pour des cas d'une certaine gravité.

Il vaut mieux permettre la transformation de ces « *garnis* » en maisons fermées, tenues aux visites réglementaires des maisons de prostitution.

Malheureusement, les maisons garnies destinées à loger les prostituées sont aussi *inévitables* dans les grandes villes que les prostituées elles-mêmes. Si elles n'existaient pas, en raison du grand nombre de celles-ci qui ne peuvent ou ne veulent pas entrer dans les maisons fermées, nos rues, nos places publiques, nos carrefours en seraient inondés.

Il est du devoir d'une sage administration de chercher à les diminuer, de protéger, d'augmenter même les maisons fermées par tous les moyens possibles. On doit le faire, non en vue de favoriser des êtres si peu recommandables, mais en considérant qu'au moyen de cette protection on atténue un mal qu'il est impossible de détruire, qu'on diminue par là le scandale, et qu'on peut empêcher une foule d'imprudents des deux sexes de se livrer prématurément à des excès qu'ils eussent peut-être évités si l'occasion ne s'était pas présentée pour eux.

Accorder un plus grand pouvoir, presque discrétionnaire, au Préfet de police à Paris, aux Maires en province, en ce qui concerne la répression des délits provenant de la prostitution.

La prostitution étant considérée comme *inévitable* dans le passé, le présent et l'avenir, cette répression doit appartenir de droit au préfet de police. Elle doit être un de ses premiers de-

voirs, qu'il doit remplir sans se laisser intimider par les attaques qui pourraient être dirigées contre lui.

En province, une autorité, en l'occurrence le maire, sem-
blable à celle que possède à Paris le préfet de police, doit
avoir le même pouvoir, puisque beaucoup de prostituées de
Paris appartiennent à tous les départements, que beaucoup de
prostituées de province ont exercé leur métier à Paris et qu'il
y a un échange continuel de cette population entre la capitale
et les grandes villes de l'intérieur.

**Accorder plus de prestige aux agents de la police
des mœurs qui devront être particulièrement choisis et bien rétribués.**

L'expérience a reconnu qu'il fallait, pour cet emploi, des
hommes spéciaux, doués d'intelligence, de douceur et d'activité;
impartiaux, *incorruptibles*, capables d'en imposer, et d'une force
physique suffisante pour leur permettre de résister à la vie
extrêmement active qu'ils mènent et aux opérations de nuit
auxquelles ils sont souvent assujettis.

Ces agents ont trois ordres de fonctions à remplir :
1° La surveillance de la voie publique;
2° La surveillance des maisons de prostitution;
3° Les recherches des insoumises et des filles retardataires
aux visites sanitaires.

Il est donc nécessaire que les agents soient tenus en plus
grand honneur. Ils doivent être spécialement choisis, instruits
et d'une moralité à toute épreuve. Ils seront très bien rétribués,
et, peut-être, pourrait-on utiliser des concours dans leur choix?

Certificat de santé quotidien des prostituées libres.

Répandre la notion dans le public que les hommes doivent
pouvoir exiger, avant le coït, avec la femme qui se livre à la

prostitution libre, un certificat de santé. La femme se ferait établir tóus les jours ce certificat. Les hommes, eux-mêmes, se rendant dans les lupanars, devraient, *comme au Japon*, subir une visite avant d'avoir des rapports avec les prostituées.

Plus grande responsabilité de la tenancière du lupanar en Italie. Facilités aux vénériens de ce pays de se soigner discrètement et sans frais.

En Italie, lorsqu'une prostituée contamine un client, celui-ci a recours, non contre elle, mais contre la tenancière de l'établissement responsable, qui est très sérieusement condamnée pour le préjudice causé. Pourquoi n'appliquerait-on pas cette manière de faire chez nous? La femme est ensuite soignée dans le dispensaire voisin.

Dans ce pays également, lorsqu'un individu est contaminé, il lui est possible de quitter sa demeure et de se rendre à la ville la plus voisine, recevoir les soins que nécessite son état. Son voyage, aller et retour, lui est remboursé par la commune.

Lutte contre les charlatans pour maladies vénériennes et les réclames dans les vespasiennes.

Actuellement, l'immense majorité des vénériens est soignée, et combien mal, par certains pharmaciens louches, par certains instituts à allure pseudo-scientifique qui font, les uns comme les autres, œuvre de charlatans. Ces soins leur semblent suffisants pour une affection qu'ils ne regardent que comme une *simple bagatelle*, une *misère*.

Personne ne les avertit de la gravité de l'avarie et de la nécessité de soins éclairés. Ces vénériens sont sollicités par les charlatans, dont les réclames tapissent la dernière page des journaux et couvrent les murs des vespasiennes, portant un préjudice considérable aux malades. Presque tous, pour attirer leur clientèle, promettent la guérison de la syphilis en quinze jours, *sans mercure*, ou avec une seule injection de 606 (la fameuse Magna-Thérapia Stérilisans), qui blanchit seulement, mais grâce à plusieurs injections intra-veineuses, délicates à faire et nécessitant une grande surveillance, quant à ses indications et à ses contre-indications.

Les malades qui ont le malheur de les écouter abandonnent bien vite leur traitement, ils sont des agents de contagion d'autant plus dangereux qu'inconscients.

Ces mensonges s'étalent cyniquement, non seulement dans les urinoirs, mais même dans les chalets de nécessité.

Nous pourrions nous en débarrasser. Il a suffi à M. le docteur Augagneur, lorsqu'il était maire de Lyon, d'un simple arrêté pour en nettoyer la ville.

Ne pourrait-on pas combattre ces charlatans avec leurs propres armes, et, comme le conseille M. le professeur Follet, de Lille, faire appliquer dans les vespasiennes une plaque émaillée contenant l'inscription suivante :

BON CONSEIL.

« Les maladies vénériennes mal soignées peuvent produire des complications graves, immédiates ou lointaines. Les victimes de ces maux ne sont pas seulement les personnes qui s'y exposent volontairement. Les plus honnêtes femmes peuvent être contaminées.

« Les tares syphilitiques se transmettent aux enfants. Les maladies vénériennes ne se guérissent pas aussi aisément et aussi vite que le prétendent les réclames des charlatans, tous soi-disant possesseurs d'une recette personnelle et infaillible.

Il importe de se faire soigner sérieusement de ces maladies, parfaitement curables d'ailleurs. »

Dispensaires à établir pour les communes.

Dispensaires contre les maladies vénériennes. — Ils sont indispensables et supérieurs aux hôpitaux. Dans ceux-ci, en effet, le docteur, obligé d'examiner les maladies les plus différentes, regarde trop rapidement le malade, lui remet une prescription sans avoir le temps de lui expliquer la durée, la portée du mal, les précautions à prendre, etc... A l'hôpital Saint-Louis, qui est un hôpital spécial, deux cents malades attendent patiemment leur tour; il faut aller vite; dans la même salle, on se déshabille, par groupes de huit à dix, on défile devant le chef, puis on se rhabille. Avec cette organisation, pas de secret médical. Le médecin est trop pressé. La consultation se fait le matin de 8 à 11 heures. Le malade y perd sa demi-journée.

Fonctionnement des dispensaires. — Les dispensaires doivent être *nombreux*, situés dans les principaux quartiers, indépendants ou annexés aux hôpitaux, car la quantité de maladies vénériennes, déjà énorme avant la guerre, subit, en ce moment, une recrudescence considérable.

La syphilis tuait, avant la guerre, 30.000 à 40.000 individus par an. M. le professeur Gaucher, médecin de l'hôpital Saint-Louis, disait, il y a quelques semaines, à la tribune de l'Académie de médecine : « Le nombre des syphilitiques a augmenté des deux tiers pendant la troisième année de guerre. »

La syphilis représente, avec l'alcoolisme et la tuberculose, la cause principale de mortalité dans notre pays, comme dans les autres pays civilisés.

Les dispensaires doivent fonctionner *tous les soirs de 8 heu-*

res à *11 heures*, pour que les travailleurs de toute catégorie ne perdent pas leur journée.

Ils doivent aussi fonctionner le *dimanche matin*.

Les consultations seront faites par des spécialistes réputés, connaissant bien ces maladies. En effet, la plupart des médecins n'ont pas étudié suffisamment ces affections. Bien peu ont fait un stage dans les services spéciaux. Les malades, dans ces dispensaires, *devront être consultés séparément*, et il serait utile de diviser la consultation en deux sections : le traitement de la syphilis, très perfectionné depuis quelques années, et celui de la blennorrhagie tout à fait spécial aussi.

Ces deux traitements sont essentiellement différents. La découverte de l'arsénobenzol, et surtout du novarsénobenzol, permettant un blanchiment rapide des malades — c'est-à-dire permettant d'obtenir la non-contagiosité — a permis aussi le traitement facile *ambulant* de ces malades, sans nécessiter leur hospitalisation complète.

De petits laboratoires indispensables doivent être adjoints à ces dispensaires, permettant de faire la recherche des spirochètes et des recherches sérologiques. La première assurera des diagnostics souvent douteux, les secondes permettront d'affirmer la guérison des malades traités ambulatoirement.

Utilisation de fiches individuelles dans ces dispensaires.

Il faut, dans ces dispensaires, utiliser le système *de fiches individuelles*, qui permettent au médecin de prendre connaissance de tout le passé pathologique et thérapeutique du malade qu'il reçoit. Les fiches devront diviser les malades (hommes ou femmes) en non-infectés et en infectés, et ces derniers en contagieux et non-contagieux. Les malades de la première catégorie doivent être surveillés, ceux de la seconde seront traités avec rigueur.

Sollicitude, discrétion dans le traitement des vénériens.

Dans ces dispensaires, les malades des deux sexes, quolle que soit leur condition, quel que soit leur domicile, doivent être traités gratuitement, avec la même sollicitude et dans le même sentiment de charité que s'ils étaient atteints d'une autre maladie. La consultation doit avoir un caractère individuel privé. Tc., doit concorder à assurer une discrétion absolue, jusqu'à ce que la notion de maladies honteuses qui leur est attribuée soit sortie de l'esprit du public. Les ordonnances prescrites dans ces établissements ne doivent porter aucune inscription quelconque désignant la nature du dispensaire. Le nom et le prénom des malades ne doivent pas y figurer, non plus que le diagnostic, et le médecin ne devra apposer à son nom que le seul titre de médecin.

Le novarsénobenzol devra être fourni dans ces établissements ainsi que l'instrumentation nécessaire à l'application de ce médicament et du traitement ambulatoire.

Il faut absolument distribuer à tout malade soit sur feuille séparée, soit sur le verso de chaque ordonnance, une instruction élémentaire l'éclairant sur les dangers de la syphilis et de la blennorrhagie.

Voici celle du professeur Troisfontaines, de Liége, qui est des mieux faites. Instruction à remettre à chaque malade :

Sexe du malade;

Date de l'infection;

Début du traitement;

Durée du traitement.

Conservez cette carte. Emportez-la si vous quittez la ville ou le pays.

Montrez-la au médecin si vous devenez malade, même dans plusieurs années, même dans votre vieillesse.

Pendant quatre ou cinq ans, votre maladie peut se communiquer facilement à tous ceux qui ne l'ont pas.

Cette maladie se communique par les rapports sexuels, les baisers, les caresses, l'usage des mêmes verres, fourchettes, pipes, etc...

Le danger de la communiquer augmentera beaucoup chaque fois que vous aurez des écorchures, des plaies, des boutons.

Ces maux se produisent surtout sur les parties sexuelles, dans la bouche et l'anus.

Pendant quelques années, vous ne pourriez avoir que des enfants malsains.

Vous ne devez donc vous marier qu'avec la permission de votre médecin, quand il vous jugera complètement guéri.

Ici, j'ajouterai :

Le syphilitique devra se surveiller, et, au moindre accident, il devra immédiatement cesser tout rapport.

Le syphilitique ne donnera pas son enfant à une nourrice.

« Avant sa mort, il laissera un aveu de sa maladie à l'autre conjoint et à ses enfants. Cet aveu servira au médecin qui pourra être appelé à les soigner.

« On ne peut pas se traiter soi-même.

« Le pharmacien ne peut remplacer le médecin.

« Les dépuratifs n'ont aucune utilité.

« Le traitement doit être repris sept ou huit fois pendant le cours des trois ou quatre premières années, même si vous conservez les apparences de la santé.

« Il faut donc revoir le médecin deux ou trois fois chaque année et plus souvent si vous avez des accidents (taches, boutons, plaies, perte de cheveux, maux d'yeux, douleur surtout la nuit, etc...).

« Le traitement doit durer chaque fois pendant trois ou quatre semaines environ.

« Ce traitement ne vous obligera pas à cesser votre travail.

« Il n'est pas nuisible à la santé, il ne fait tomber ni les cheveux, ni les dents.

« Tenez-vous la bouche très propre. Rincez-la après les repas.

« Evitez les excès de tous genres, les grandes fatigues, les refroidissements.

« Si vous suivez ces conseils, votre maladie ne laissera pas de trace. »

CONCLUSION

Le public ignore l'importance de la mortalité due à la syphilis, parce que les maladies qu'elle détermine sont encore considérées comme des affections locales et figurent sans étiquette étiologique dans les tables de mortalité. Celles-ci mentionnent les morts dues à *une hémorragie cérébrale*, à *une bronchite*, à *une angine de poitrine*, à *une affection de l'aorte (anévrisme)*, à *une néphrite*, à *une cirrhose du foie*, sans dire si ces maladies sont ou ne sont pas dues à la syphilis, et cette infection en est la cause la plus fréquente.

A elle seule, d'après le docteur Veil, de Bruxelles, elle détermine les deux tiers des affections nerveuses. D'après le docteur Vigard, de Copenhague, elle est, plus souvent que le rhumatisme lui-même, *la cause des maladies du cœur.*

De plus, avec l'application urgente de toutes les mesures que nous venons d'indiquer : il faut ne pas craindre d'instruire les jeunes gens, et même les jeunes filles, dès leur puberté, sur le danger de ces maladies. Répandre des brochures sur *Le Péril vénérien,* telles que celle que nous venons de publier, dans les écoles, les lycées, les institutions privées fréquentées par des élèves d'un certain âge, dans les casernes, les usines et toutes les agglomérations, est de nature à protéger notre race, déjà si éprouvée par cette terrible guerre, en attendant la découverte, qui ne tardera plus à se faire maintenant, de sérums préventifs contre ces maladies.

Docteur Alfred AZOULAY, ✳ O. ✪ ✳ ✳

*Médecin de l'hôpital Saint-Nicolas
et chargé de la consultation externe dans cet hôpital,
80, avenue Mozart, Paris, XVI.*

Imprimerie militaire
HENRI CHARLES-LAVAUZELLE
PARIS ET LIMOGES